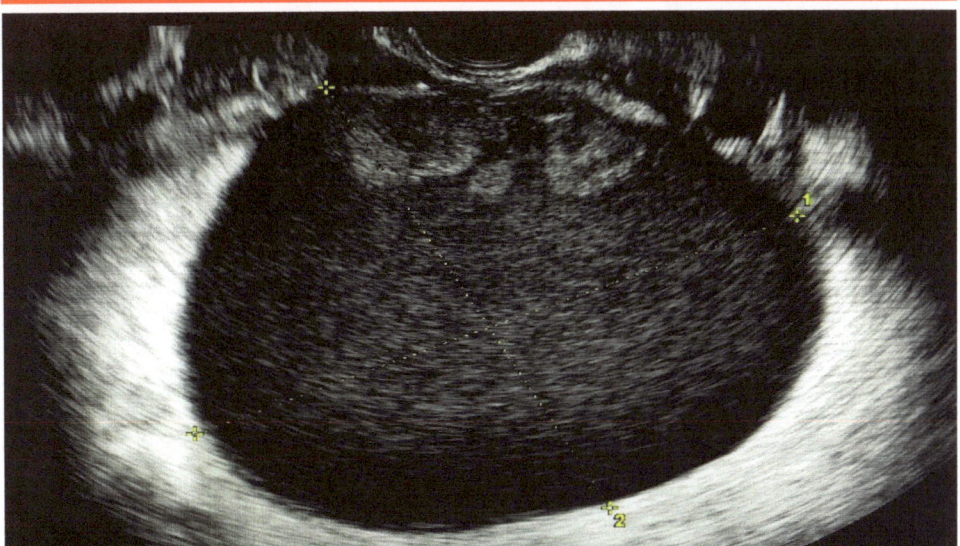

Enfoque ecográfico de la DIE

Laura Cánovas López
Vanesa Garcia Soria
Ana Carmona Barnosi

Recopilación de casos clínicos de endometriosis pélvica profunda (DIE, deep infiltrating endometriosis) y su resolución quirúrgica.

Servicio de Ginecología y obstetricia. Hospital Universitario Virgen de la Arrixaca

Enfoque ecográfico de la DIE.
Cirugía laparoscópica.

PRIMER AUTOR Y DIRECTOR: Laura Cánovas López

RESTO DE AUTORES:

Vanesa García Soria
Ana Carmona Barnosi
Antonio Martínez Mendoza
Mª Carmen Llanos Llanos
María Luisa Sánchez Ferrer
Patricia Pastor Pérez
Sergio Juan Cánovas López
Rubén Taboada Martín
Eloy Cánovas Baños
Aníbal Nieto Díaz
Jaime Mendiola Olivares
Alberto Manuel Torres Cantero
Oscar Cánovas López
Mario Cánovas Baños

ISBN-13: 978-1534975422

ISBN-10: 153497542X

Edición:

    Amazon.
    Createspace Independent Publishing Platform.
    BooksInPrint.com.

ÍNDICE

1. Endometriosis ovárica Vs Estruma ovarii
2. Endometriosis severa
3. Endometriosis atípica
4. Endometriosis de difícil diagnóstico ecográfico
5. Endometriosis vs tumor borderline
6. Endometriosis como hallazgo casual
7. Endometriosis con clínica de difícil control
8. Endometriosis infiltrante
9. Endometriosis muy sintomática

Endometriosis ovárica Vs Estruma ovarii

Caso clínico

Paciente de 41 años diagnosticada de endometriosis ovárica derecha en 2013. La paciente presenta una dismenorrea, dispareunia y disquecia de 10/10, disuria de 7/10 y dolor pélvico crónico 4-5 días al mes de 10/10. A la exploración, el útero es móvil y no doloroso. No se palpan anejos. Los parametrios y el fondo de saco de Douglas están libres, y el tabique rectovaginal íntegro. Ecográficamente se mantiene estable durante las revisiones, visualizándose una formación bien delimitada en ovario derecho de contenido homogéneo denso sin captación de doppler que en su totalidad mide en torno a 40 x 40 mm. El ovario izquierdo y útero son normales ecográficamente. Presenta unos marcadores tumorales elevados, pero que también se mantienen estables en las analíticas de control: CA-125: 112; HE4. 97; Fórmula ROMA: 30.7.

La cirugía se postpone ya que la paciente está pendiente de tiroidectomía total y vaciamiento central por carcinoma papilar de tiroides.

En ecografías posteriores se detecta un pólipo intracavitario de 13 x 7 mm con eje vascular posterior junto a la formación endometriósica persistente en ovario derecho. Frente al diagnóstico de pólipo endometrial, se indica histeroscopia diagnóstica con biopsia del pólipo, sin exéresis completa del mismo. Se indica completar la exéresis del pólipo en quirófano en el momento de realizar la cirugía anexial.

Endocrinología sugiere el diagnostico diferencial con un Estruma ovarii ya que en los estudios de seguimiento postquirúrgicos se observa una captación de yodo radiactivo en la masa anexial derecha, hasta ahora catalogada como endometrioma.

Indicación quirúrgica y cirugía

La paciente, con dos partos previos, expresa el deseo de nueva gestación. Se completa estudio preoperatorio con TAC y preanestesia y se incluye a la paciente en la lista de espera quirúrgica para realizar una anexectomía derecha laparoscópica con exéresis completa de endometriosis.

En un primer tiempo, se realiza polipectomía endometrial y endocervical con energía bipolar, que cursa sin incidencias. A continuación, se procede a la laparoscopia. Se visualiza endometrioma de unos cuatro centímetros en ovario derecho, sin otro focos de endometriosis ni síndrome adherencial. El útero se presenta hipertrófico, probablemente adenomiótico. Se toma muestra de líquido peritoneal para estudio citológico. El diagnóstico quirúrgico es de endometriosis grado III moderada, según la clasificación de la American Society for Reproductive Medicine.

Anatomía patológica

La anatomía patológica descarta el diagnóstico de Estruma ovarii y confirma que se trata de endometriosis quística ovárica sin rasgos atípicos. La citología del líquido peritoneal es negativa y los pólipos se catalogan como benignos

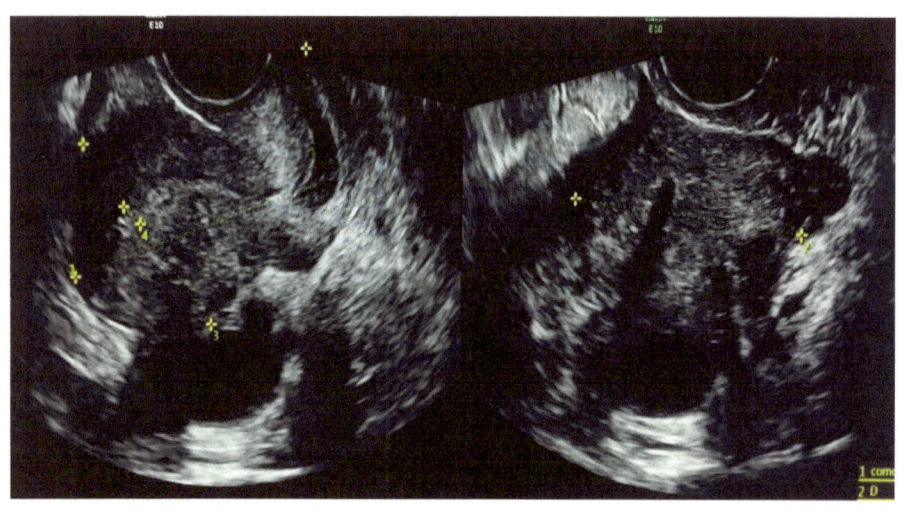
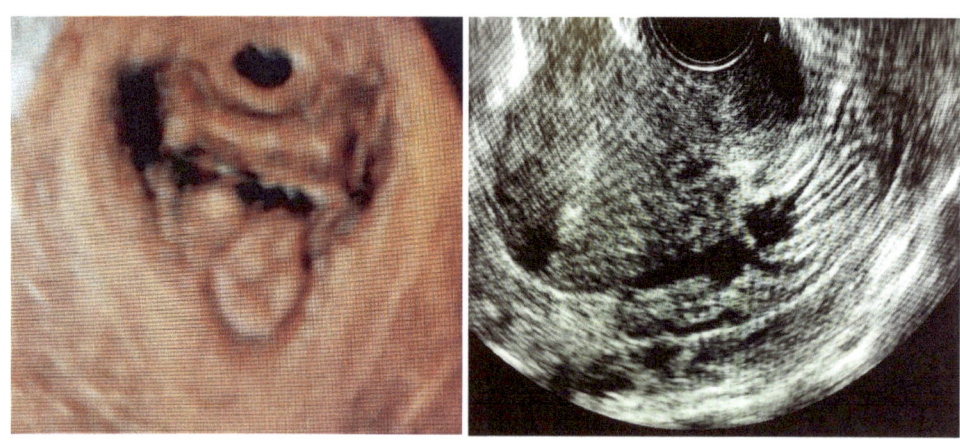

2

Endometriosis severa

Caso clínico

Mujer de 43 años diagnosticada de endometriosis en 2014. No presenta antecedentes médico-quirúrgicos de interés. Es secundigesta con dos partos y tiene cumplidos sus deseos genésicos. No presentó esterilidad primaria.

Presenta dismenorrea de 8/10, sin referir otra sintomatología acompañante. A la exploración, se tacta un útero difícil de delimitar y doloroso a la palpación. El Douglas impresiona de estar ocupado por una tumoración quística, no móvil, de unos 8-10 centímetros y que resulta molesta al tacto. El tabique recto-vaginal parece estar íntegro.

Se solicita la realización de una ecografía ginecológica que informa de un útero en anteversión, de 91 x 57 x 46 mm, con grosor endometrial de 6 mm y endometrio de características descamativas. En el ovario derecho se visualiza una formación quística de 68,6 x 61,5 x 50,3 mm, de contenido ecogénico uniforme de baja intensidad, contorno liso, con dos septos en su interior, con concreciones hemosideróticas y pequeños engrosamientos de la pared que parecen corresponder a parénquima ovárico sano. No capta color en Doppler. Se encuentra adherida a Douglas y al otro ovario. En el ovario izquierdo se aprecia otra formación quística de 79,2 x 64,9 x 56,9 mm, unilocular, de contenido ecogénico uniforme de alta intensidad, contorno interno liso y que no capta color con el Doppler. También adherida al Douglas y al otro ovario. El juicio diagnóstico es de endometriosis ovárica bilateral compleja con endometriomas de considerable tamaño e importante síndrome adherencial.

Se completa estudio con marcadores tumorales, urografía intravenosa y enema opaco de doble contraste. La urografía presenta signos de compresión de la cara superior de la vejiga y desplazamiento del uréter derecho, por masa pélvica. El enema opaco de doble contraste muestra una zona de estrechamiento permanente en unión rectosigmoidea de probable causa adherencial.

Intervención quirúrgica

La paciente es intervenida de histerectomía abdominal total con doble anexectomía y exéresis completa de endometriosis por laparotomía. En el acto quirúrgico se evidencian los dos endometriomas de 8 y 7 cm, respectivamente en ovario izquierdo y derecho, los cuales se encuentran adheridos entre sí y al retrocérvix. Se objetiva un importante síndrome adherencial, sobre todo en recto-sigma. Las trompas están obliteradas con hidrosalpinx bilateral. Se aprecia un nódulo endometriósico de unos tres centímetros en recto superior, así como varios implantes profundos en plica vesicouterina y epiplón. Se realiza el procedimiento quirúrgico previsto que, pese a su alta complejidad, cursa sin incidencias. El diagnóstico quirúrgico es el de endometriosis severa grado IV con puntuación de 180 en la clasificación de la American Society for Reproductive Medicine.

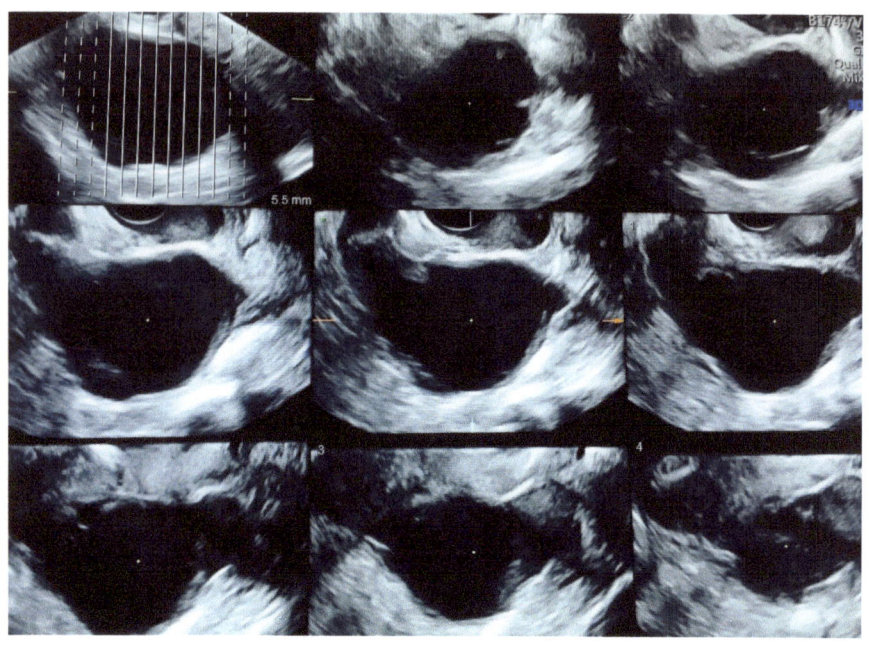

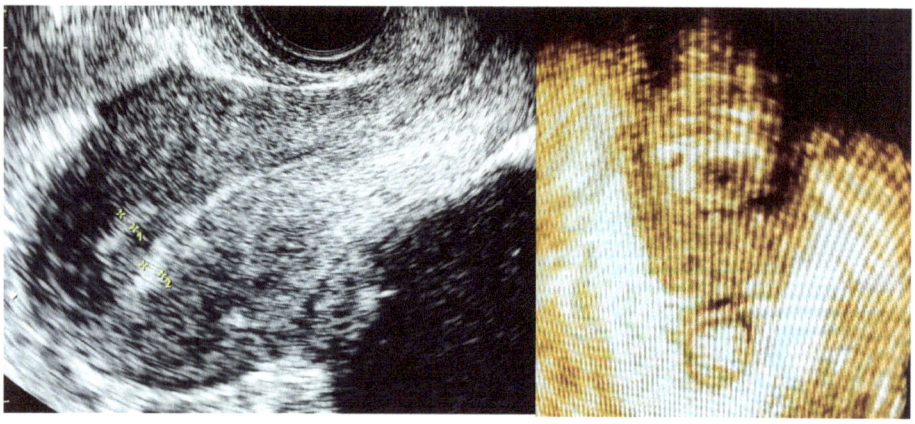

3 Endometriosis atípica
Caso clínico

Mujer de 20 años, nuligesta y sin antecedentes de interés, que consulta en Urgencias Generales por dolor abdominal postprandial con vómito asociado. Se realiza ecografía abdominal en la que, al explorar la fosa ilíaca derecha, se observan hallazgos compatibles con una apendicitis aguda. Además, se identifica una lesión de características quísticas parauterina derecha, probablemente dependiente de ovario derecho. Es valorada por Cirugía general y, al no presentar abdomen quirúrgico en ese momento, la remiten a nuestro servicio para valoración ginecológica.

La paciente se encuentra asintomática. A la exploración, se aprecia un útero móvil, no doloroso. No se palpan masas anexiales. En la ecografía ginecológica se observa un útero y anejo izquierdo normales. El ovario derecho presenta una formación quística de unos 10 centímetros, de ecogenicidad media, homogénea, sin tabique ni papilas en su interior. Se decide ingreso para completar estudio.

Durante su ingreso, se solicitan marcadores tumorales: Ca 125 111 UI/ml, Ca 19.9 36 UI/ml y el resto de marcadores (alfafetoproteína, CEA y HE4) normales. La Unidad de Ecografía informa de un útero normal. En ovario derecho se aprecia una formación quística unilocular de 98 x 51 mm, de contenido ecogénico medio y homogéneo, paredes gruesas y no vascularizado situado en Douglas, compatible con endometrioma. Se observa polo de ovario sano con vascularización normal. El ovario izquierdo es de características normales. El diagnóstico ecográfico es de masa anexial derecha unilocular benigna, GIRADS 3. En la RMN se corrobora la presencia de una masa quística de origen anexial derecho y plantea el diagnóstico diferencial entre neoplasia de ovario (cistoadenoma) y endometrioma.

Indicación quirúrgica y cirugía

Ante los hallazgos encontrados y bajo la sospecha de endometriosis ovárica, se programa de forma preferente para la realización de una exéresis completa de endometriosis con preservación del aparato genital vía laparoscópica.

Durante la intervención, se objetiva un endometrioma bilobulado de unos 12 cm en ovario derecho, firmemente adherido a anejo contralateral y región retrouterina. Se observan varios nódulos de infiltración profunda en plica vesicouterina, ligamento ancho izquierdo y uterosacro izquierdo. La cúpula diafragmática también presenta múltiples focos de endometriosis. Se procede a la exéresis del endometrioma y del resto de implantes tal y como estaba previsto.

Resultados postquirúrgicos

La anatomía patológica informa de un endometrioma ovárico derecho, con mínima atipia citológica e índice de proliferación celular Ki-67 del 10 que, junto a la pérdida focal de la proteína BAF250A, podría orientar a endometriosis atípica. También se confirma el diagnóstico de endometriosis del resto de implantes resecados.

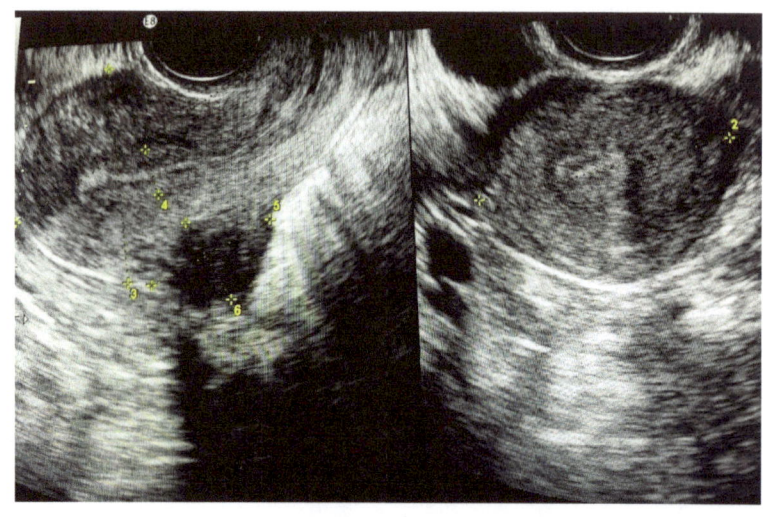
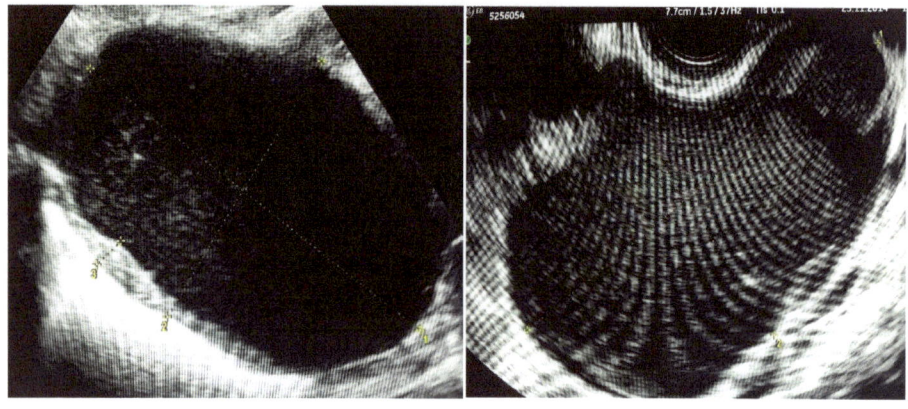

4. Endometriosis de difícil diagnóstico ecográfico

Caso clínico

Mujer de 36 años, fumadora de 40 cigarrillos/día y antecedente de trombosis venosa profunda en miembro inferior izquierdo. Por ecografía se detecta una imagen quística de aspecto funcional, escasamente vascularizada, de 43 x 35 mm en ovario izquierdo.

Durante el seguimiento del quiste en controles posteriores, y ante su persistencia, se solicitan marcadores tumorales. La analítica releva un HE4 elevado (93 UI/mL) y fórmula ROMA de 22.36. El resto de marcadores (Ca 125, Ca 19.9, CEA y alfafetoproteína) son normales.

En todo momento, la paciente se encuentra asintomática. A la exploración, se aprecia un útero móvil, no doloroso y se consigue palpar anejo izquierdo. En una ecografía posterior de control, se aprecia en ovario izquierdo con abundante parénquima ovárico sano y una formación quística sonoluscente de 46 x 33 mm que no capta color con el Doppler. Cerca de su contorno interno se aprecian ecos hiperrefringentes con refuerzo posterior que parecen corresponder (a la 3D) con un contronro granular en ese sector. Además presenta un fino septo. Útero y ovario derecho normales. El diagnóstico ecográfico es de quiste de ovario izquierdo de aspecto benigno y origen probablemente orgánico que podría ser compatible con un pequeño cistoadenoma o cistoadenofibroma.

Decisión quirúrgica e intervención

Ante la presencia del quiste y la discreta elevación del marcador tumoral HE4, el caso es presentado ante el Comité Quirúrgico y se decide laparoscopia diagnóstico-terapéutica con cirugía conservadora.

Previa a la cirugía, se realiza nueva ecografía de control, en la que se visualiza la formación quística de mayor dimensión en este momento (51 x 58 x 49 mm), con las misma característica anteriormente descritas.

En la cirugía laparoscópica se evidencian adherencias firmes que engloban tabique rectovaginal, uterosaco derecho, ligamento ancho y ovario ipsilateral. Se encuentra un quiste de unos dos centímetros en ovario derecho que impresiona de endometrioma. En el ovario izquierdo se objetivan dos pequeños endometriomas de un centímetro aproximadamente y un quiste de unos cuatro centímetros de aspecto seroso. Se realiza quistectomía izquierda y la exéresis completa de la endometriosis. El diagnóstico quirúrgico es el de cistoadenoma seroso junto con endometriosis ovárica y profunda (puntuación de 110 en la clasificación de la American Society for Reproductive Medicine).

Anatomía patológica

El informe anatomopatológico confirma la sospecha diagnóstica: quiste seroso simple benigno y quiste hemorrágico con características focales encuadrables en un endometrioma ovárico.

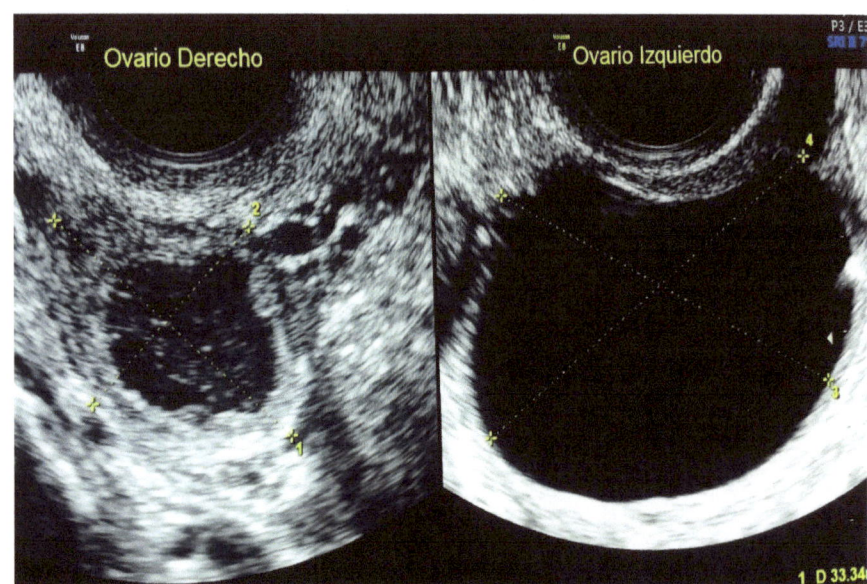

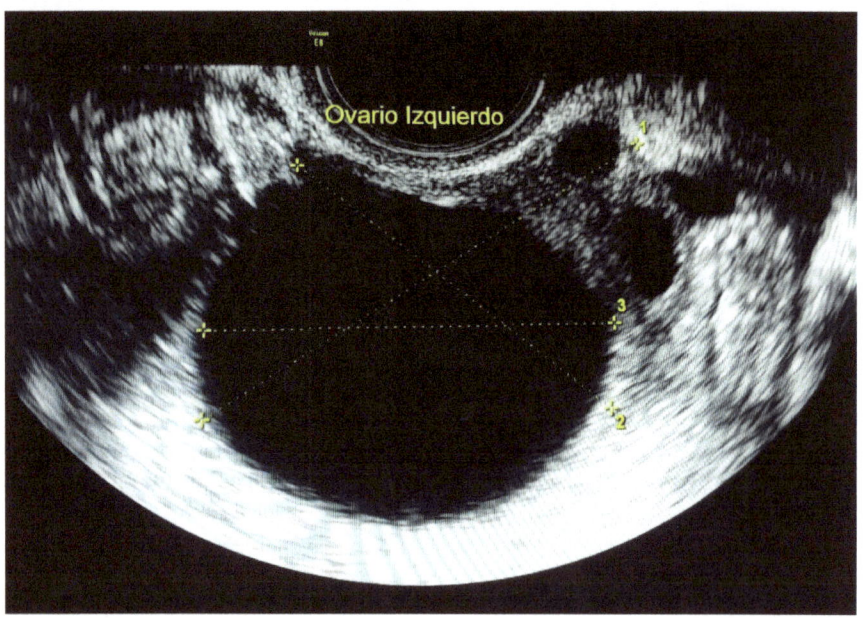

5 Endometriosis vs tumor borderline

Caso clínico

Mujer de 35 años, sin antecedentes de interés, es diagnosticada de endometriosis en 2014. La paciente ha estado en tratamiento con anticonceptivos orales cíclicos (etinilestradiol + drospirenona).

Presenta dismenorrea y dolor pélvico ocasional de 10/10 que le obliga a tomar antiinflamatorios. No presenta dispareunia ni disuria ni disquecia. No ha buscado nunca embarazo.

Se realiza ecografía que muestra un útero no movilizable con cérvix antevertido y cuerpo retroflexo. Ovario derecho normal. En ovario izquierdo se aprecia una formación quística septada de estructura compleja, de 24 x 19 mm, paredes y septo grueso. Además aparecen 3 pseudopapilas de 7 y 6 mm que no captan color con doppler. En general presenta escasa vascularización. Se diagnostica inicialmente de síndrome adherencial pélvico y endometrioma septado. Mientras tanto, se pauta tratamiento con dienogest.

Se solicitan marcadores tumorales y se realizan controles ecográficos seriados. Presenta un Ca 125 62 UI/ml, que llega a aumentar a 70 UI/ml. El resto de marcadores son normales.

La imagen ecográfica en anejo izquierdo evoluciona en seis meses a una formación quística unilocular de 30 x 25 mm, con la pared engrosada y vascularizada de 4,7 mm, contorno interno irregular y proliferación papilar de 10 x 11 mm vascularizada. En este momento el diagnóstico es incierto, dudando entre endometrioma complejo y tumoración borderline.

Intervención quirúrgica

La paciente es propuesta para anexectomía izquierda laparoscópica con biopsia intraoperatoria y exéresis completa de endometriosis.

Durante el acto quirúrgico, se objetiva un importante síndrome adherencial con plica vesicouterina firmemente adherida a sigma y englobando útero y anejo izquierdo en su totalidad. Se observa además un nódulo profundo endometriósico en ligamento uterosacro izquierdo que no parece infiltrar mucosa rectal ni de sigma pese a que esta fuertemente adherido a estas estructuras. Se procede a realizar la adhesiolisis y la restauración de la normal anatomía pélvica. Posteriormente se realiza la anexectomía y se envía a anatomía patológica. Telefónicamente informan de la benignidad de la pieza con resultado definitivo de endometriosis sin signos de atipia. El diagnóstico quirúrgico es de endometriosis profunda estadio IV (puntuación de 124 en la clasificación de la American Society for Reproductive Medicine).

Implicaciones reproductivas

Se realiza estudio de hormona antimulleriana pre y postquirúrgica siendo sendos valores de 0'09 y 0'02. Actualmente está siendo seguida en la unidad de reproducción.

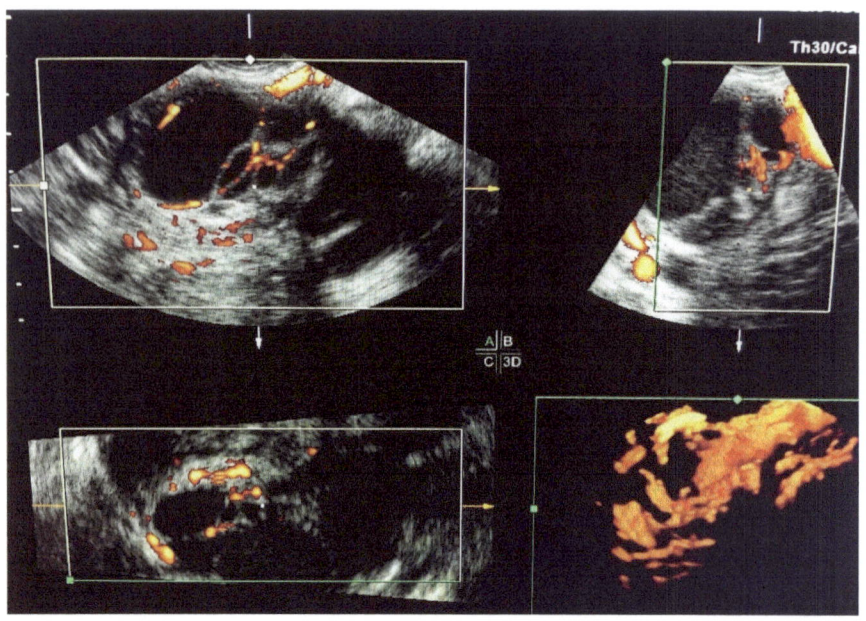

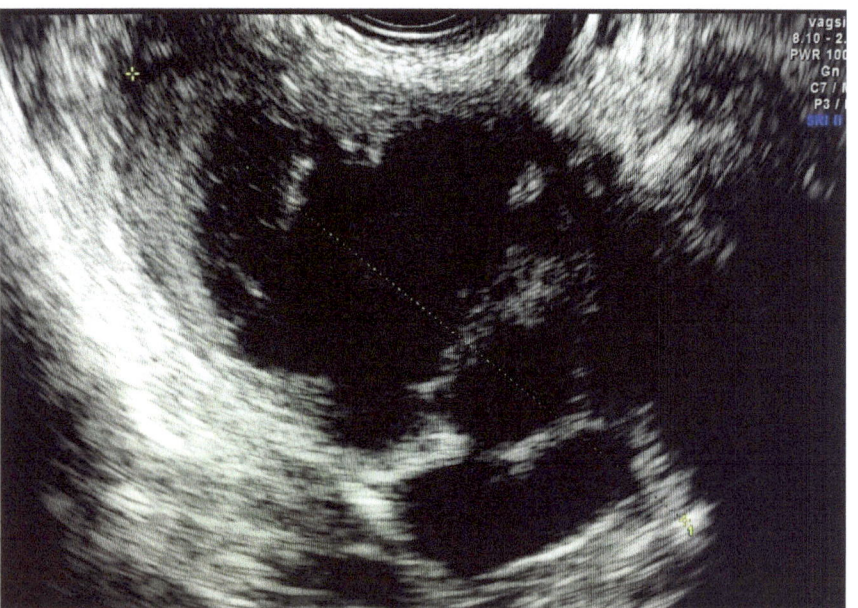

6. Endometriosis como hallazgo casual

Caso clínico

Mujer de 35 años, sin antecedentes de interés, es diagnosticada de endometriosis tras hallazgo casual en ecografía abdominal de endometrioma ovárico derecho de 7 cm.

La paciente se encuentra asintomática. A la exploración, el útero es móvil y no doloroso. No se palpan anejos. Los parametrios y el fondo de saco de Douglas parecen estar libres. El tabique rectovaginal está íntegro.

Se pauta tratamiento con Dienogest y se reevalúa a los meses. Los marcadores tumorales persisten elevados (Ca 125 199UI/ml y alfafetoproteína 24 UI/ml) y en ecografía se visualiza el quiste en ovario derecho de 70 x 50 x 59 mm, de contenido ecogénico uniforme de baja intensidad, unilocular, contorno interno liso y que no capta color con doppler. Se encuentra rodeado de abundante parénquima ovárico sano. Ante estos datos analíticos y ecográficos, se decide tratamiento quirúrgico.

Intervención quirúrgica

La paciente es propuesta para exéresis completa de endometriosis pélvica con preservación del aparato genital.

Los hallazgos quirúrgicos incluyen, además del endometrioma de siete centímetros en ovario derecho, varios implantes endometriósicos en ligamento ancho posterior derecho y ligamento uterosacro izquierdo. El ovario contralateral es normal. Se evidencia también un leve hidrosalpinx bilateral y un útero con focos de adenomiosis en la cara posterior. El resto de la cavidad abdominal es normal.

Se procede a la escisión de los focos de endometriosis, como estaba previsto, y se envía de forma intraoperatoria el quiste ovárico. Informan telefónicamente de benignidad.

Anatomía patológica y seguimiento.

La anatomía patológica definitiva confirma el diagnóstico de endometriosis sin focos de atipias.

Actualmente asintomática. Continúa tratamiento hormonal con dienogest y se le aconseja criopreservación de ovocitos.

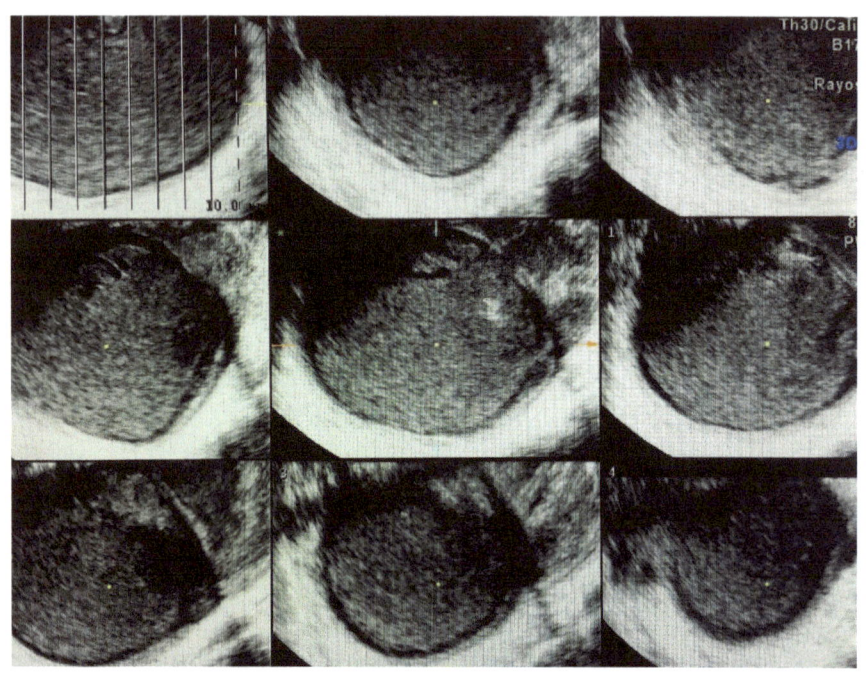

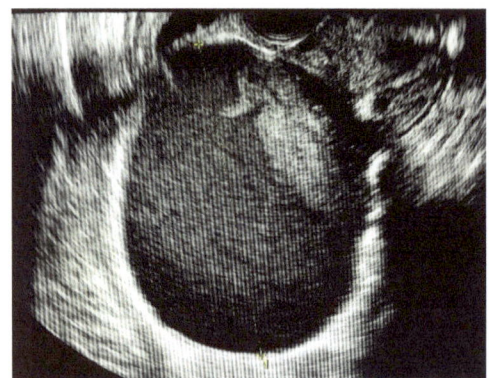

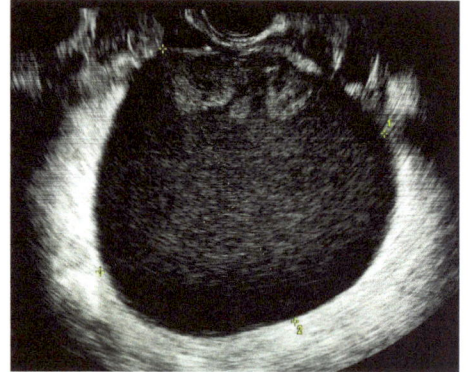

7 Endometriosis con clínica de difícil control
Caso clínico

16

Mujer de 37 años, fumadora, alérgica al látex y con rinitis alérgica como único antecedente médico de interés. Inicia seguimiento por parte de ginecología por el hallazgo ecográfico de un quiste de 47 x 48 mm, de contenido homogéneo y sin vascularización periférica en ovario derecho, que se cataloga inicialmente de endometioma en ovario derecho.

La paciente tiene cumplidos sus deseos genésicos. Es cuartigesta con tres partos previos y un aborto. Refiere revisiones ginecológicas previas normales.

La paciente refiere historia previa de dismenorrea y dolor pélvico crónico ocasional. Se pauta tratamiento con anticonceptivo oral (Etinilestradiol + Drospirenona) mejorando la clínica de dolor. En un nuevo control ecográfico, a la imagen quística anexial derecha se añade una porción sólida hiperrefringente de 26 x 20 mm, que pone en duda el diagnóstico inicial, planteándonos el diagnóstico ecográfico de teratoma ovárico.

No obstante, se decide nuevo control ecográfico en 6 meses junto a control de marcadores tumorales. Éstos últimos revelan un HE4 elevado (114 UI/ml). El resto de marcadores tumorales (CEA, Ca 125, Ca 19.9) así como la fórmula ROMA son normales. En la ecografía, en el anejo derecho se visualiza una estructura compleja compuesta por la formación quística de 34 x 31 mm con paredes refringentes y un nódulo sólido de 17 x 19 mm, con gran atenuación posterior, que no capta color con doppler.

Intervención quirúrgica

Ante la elevación el HE4 y la complejidad de la masa ecográfica, se decide adoptar una actitud quirúrgica, realizando una anexectomía derecha laparoscópica. En el quirófano, se objetiva la ya conocida tumoración anexial derecha, junto con cierto grado de adherencias pélvicas. En dicha formación se aprecia una nodulación de consistencia dura de unos dos centímetros. Durante el proceso quirúrgico, acontece la apertura accidental del quiste, liberando material de aspecto achocolatado, que de visu ya parece confirmar el diagnóstico inicial.

Resultados postoperatorios

La anatomía patológica informa de la presencia concomitante de un endometrioma y un fibroma de unos 2.5cm en el ovario derecho.

Tras la cirugía, la paciente no queda completamente asintomática. Persiste dismenorrea (4/10), dispareunia (3/8) y dolor pélvico crónico ocasional (8/10 en 5-6 ocasiones al mes). Se decide suspender los anticonceptivos orales, ante la persistencia del hábito tabáquico por parte de la paciente pese a las recomendaciones médicas. En su lugar, se propone tratamiento con un dispositivo intrauterino liberador de levonorgestrel, con el que alega cierta mejoría clínica.

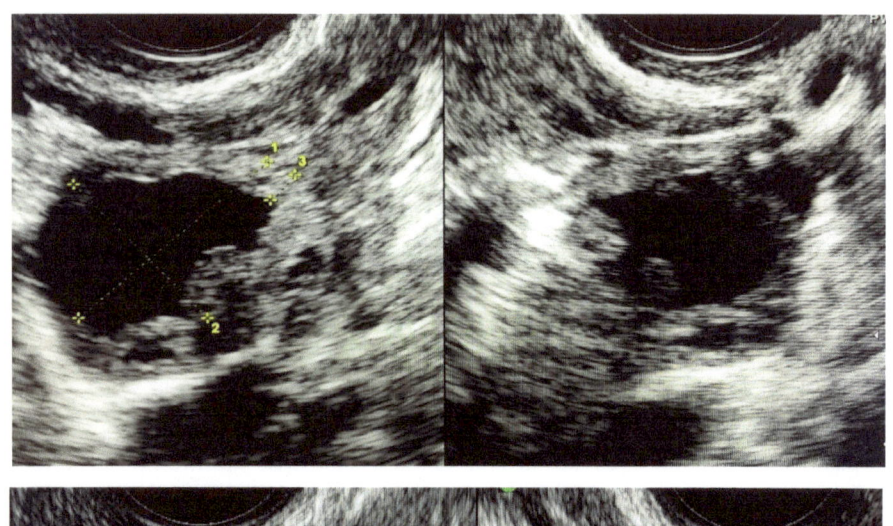

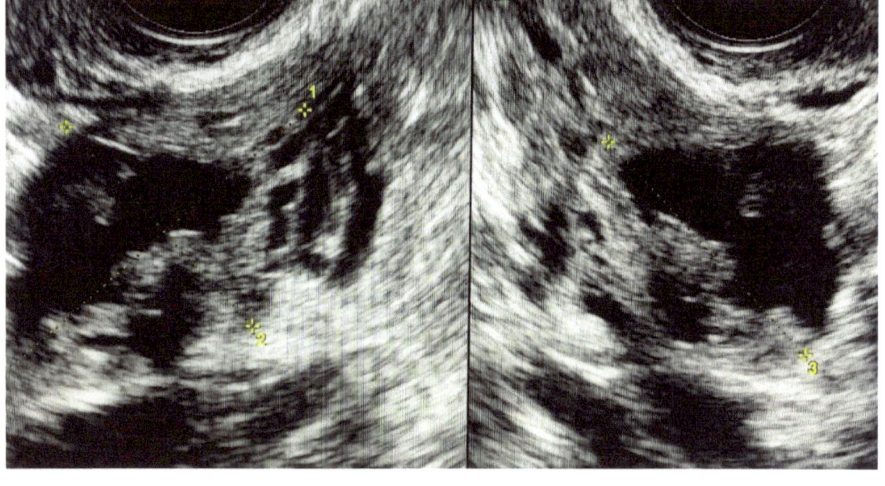

8 Endometriosis infiltrante
Caso clínico

Mujer de 39 años, fumadora, diagnosticada de endometriosis hace más de una década. En 2004 fue intervenida de cirugía conservadora de endometriosis pélvica por laparotomía. Desde entonces, ha recibido tratamiento con distintos anticonceptivos orales, incluyendo dienogest, sin mejoría completa de sintomatología. Es nuligesta. Tiene un hijo adoptado tras diagnóstico de esterilidad primaria y cinco FIV fallidas (tanto ICSI como dos ovodonaciones).

La primera ecografía realizada en nuestro servicio, hace unos tres años, mostraba un útero no movilizable, en anteversión, con dos miomas subserosos, de 12 y 15 mm. El ovario derecho se apreciaba adherido a cara lateral uterina, de ecoestructura compleja, con una inclusión dermoide de 16 x 10,8 mm, que no captaba color con doppler. En ovario izquierdo se visualizaba el endometrioma típico con punteado ecogénico de alta densidad de 29 x 28 mm. El Douglas se encontraba libre.

En controles posteriores, analíticamente presenta una hormona antimulleriana de 0.53 ng/ml, Ca 125 98 UI/ml y HE4 61 UI/ml. El resto de marcadores tumorales son normales. En ecografía aparecen algunos cambios respecto al control inicial. El útero se encuentra en retroversión, con adenomiosis difusa en cara posterior. Se describe un deslizamiento alto positivo y bajo negativo. El ovario derecho es de características foliculares, pese a encontrarse adherido a cara lateral uterina. El ovario izquierdo presenta una formación quística septada, no vascularizada de 46 x 29 mm, adherido también a útero. En Douglas se visualiza líquido encapsulado y focos endometriosicos, asas de sigma adheridas a cara posterior de útero, un implante endometriosico en uterosacro izquierdo de 31 x 17 mm y un nódulo en el tabique rectovaginal.

Ante estos nuevos hallazgos y la clínica de la paciente, se sospecha una endometriosis pélvica profunda y se propone para histerectomía abdominal total con doble anexectomía lapatorómica. Previa a la intervención, se solicita RMN en la que se confirma la presencia de endometriosis a nivel de ambos ovarios con extensión a recto superior y fascia presacra.

Intervención quirúrgica

Durante la cirugía, se objetiva un grave síndrome adherencial que ocupa totalmente el fondo de saco de Douglas y deteriora la anatomía pélvica por completo. El útero no impresiona de adenomiótico. Los anejos se encuentran adheridos a uréteres, sin llegar a infiltrarlos aparentemente. A nivel de la plica vesicouterina aparece un nódulo de unos 5 mm que asciende hacia la vejiga sin infiltrarla. Ante estos hallazgos, se decide realizar la intervención de forma conjunta con Cirugía General. En primer lugar, se procede a la adhesiolisis y al restablecimiento de la normal anatomía pélvica. Posteriormente, se realiza la histerectomía y doble anexectomía que estaba prevista. Con la colaboración de Cirugía General, se efectúa una colonoscopia intraoperatoria, que muestra ausencia de estenosis luminal. Finalmente, se procede a la realización de saving rectal, sin llegar a mucosa. El diagnóstico quirúrgico es el de endometriosis pélvica infiltrante. La anatomía patológica definitiva confirmará las sospechas clínicas.

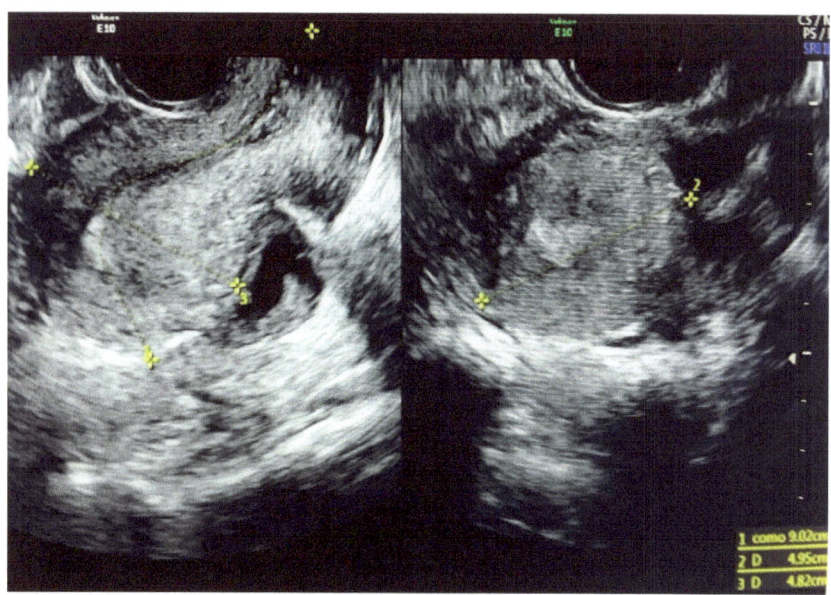

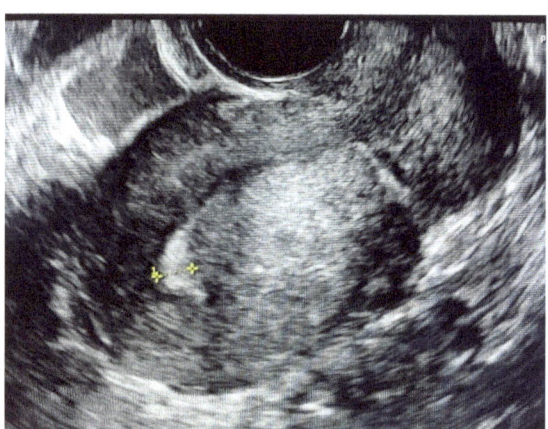

9 Endometriosis muy sintomática

Caso clínico

Mujer de 44 años, sin hábitos tóxicos ni antecedentes de interés. Clínicamente presenta una endometriosis pélvica profunda muy sintomática que la ha llevado a recibir tratamiento con análogos de la GnRH y tibolona.

A la exploración física se aprecia un útero poco móvil, con parametrios y fondo de saco de Douglas libres. No se palpan anejos y el tabique recto-vaginal impresiona de estar íntegro.

En la ecografía, se observa un útero no movilizable, sin deslizamiento anterior ni posterior. Se aprecian adherencias peritoneales en plica vesicouterina y en cara posterior uterina a un asa intestinal y a los ovarios. En ovario derecho aparece un quiste de contenido ecogénico uniforme de baja intensidad, de 59 x 29 mm, con un septo fino y contorno liso. No capta color con doppler. Se aprecia parénquima ovárico sano. Se encuentra adherido a Douglas y al otro ovario, el cual es de características normales. Destaca el fondo de saco de Douglas ocluido, con un asa intestinal fija y adherida a la cara posterior uterina. Se cataloga de endometriosis ovárica derecha y pélvica profunda con síndrome adherencial.

Presenta una elevación del Ca 125 (95 UI/ml). El resto de los marcadores tumorales solicitados (alfafetoproteína, Ca 19.9 y CEA) son normales.

Con miras a un desenlace quirúrgico, se realiza resonancia magnética en la que se visualiza el endometrioma conocido y se descarta la presencia de afectación rectal y vesical. La paciente se propone para histerectomía abdominal total, doble anexectomía y exéresis completa de endometriosis por vía laparoscópica.

Intervención quirúrgica

Durante la intervención, se revela una pelvis obliterada por un gran síndrome adherencial que engloba útero, retrocérvix, tabique rectovaginal, ligamento ancho posterior y ambos anejos, con obliteración total de las fimbrias. El sigma se encuentra firmemente adherido al nódulo retrocervical, sin estenosis aparente. Pese a la dificultad técnica, la intervención cursa sin incidencias. La endometriosis se estudia siguiendo la clasificación de la American Society for Reproductive Medicine y alcanzando una puntuación de 166 (estadio IV severo).

Anatomía patológica

La anatomía patológica informa de endometriosis ovárica bilateral, sin focos proliferativos ni atípicos, sin otras alteraciones en útero.

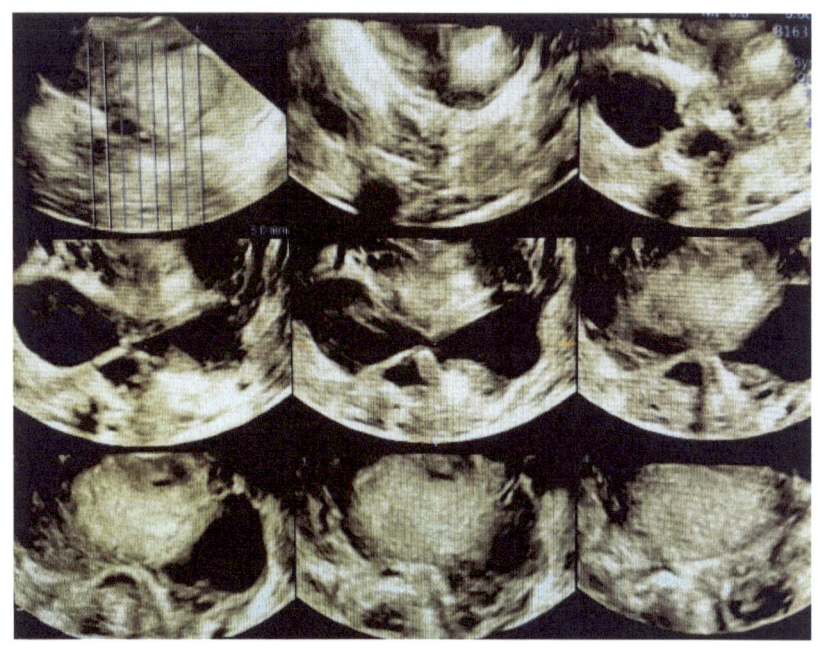
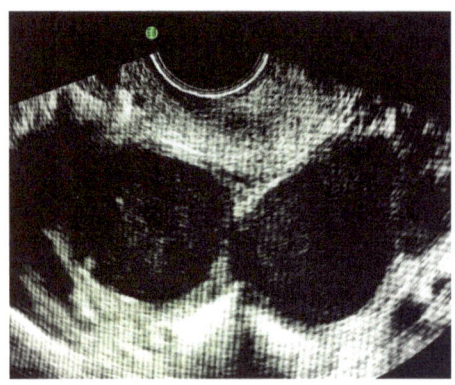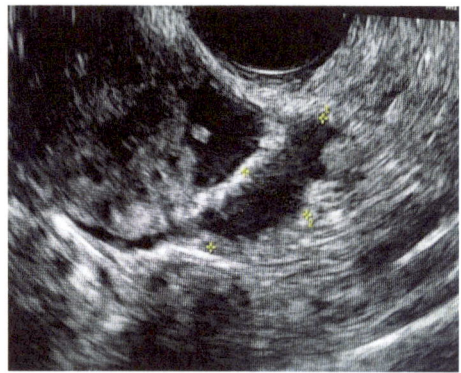

BIBLIOGRAFÍA

1. American Fertility Society Classification of Endometriosis (Revised). *Fertility and Sterility.* 1985; 43:351-352.
2. Broer SL, van Disseldorp J, Broeze KA, Dolleman M, Opmeer BC, Bossuyt P, Eijkemans MJC, Mol BWJ, Broekmans FJM, Anderson RA et al. Added value of ovarian reserve testing on patient characteristics in the prediction of ovarian response and ongoing pregnancy: an individual patient data approach. Hum Reprod Update 2013;19:26–36.
3. Broer SL, Dolleman M, van Disseldorp J, Broeze KA, Opmeer BC, Bossuyt PM, Eijkemans MJ, Mol BW, Broekmans FJ. Prediction of an excessive response in in vitro fertilization from patient characteristics and ovarian reserve tests and comparison in subgroups: an individual patient data metaanalysis. *Fertil Steril* 2013;100:420 – 429.e7.
4. Broer SL, Dolleman M, Opmeer BC, Fauser BC, Mol BW, Broekmans FJM. AMH and AFC as predictors of excessive response in controlled ovarian hyperstimulation: a metaanalysis. *Hum Reprod Update* 2011;17:46–54.
5. Broer SL, van Disseldorp J, Broeze KA, Dolleman M, Opmeer BC, Bossuyt P, Eijkemans MJC, Mol BWJ, Broekmans FJM, Anderson RA et al. Added value of ovarian reserve testing on patient characteristics in the prediction of ovarian response and ongoing pregnancy: an individual patient data approach. *Hum Reprod Update* 2013;19:26–36.
6. Brosens, I., P. Puttemans, R. Campo, S. Gordts, and J. Brosens. Non- invasive methods of diagnosis of endometriosis. *Current Opinion in Obstetrics & Gynecology.* 2003; 15:519-22.
7. Brosens, I., P. Puttemans, R. Campo, S. Gordts, and K. Kinkel. Diagnosis of endometriosis: Pelvic endoscopy and imaging techniques. *Best Practice & Research.Clinical Obstetrics & Gynaecology.* 2004; 18:285-303.
8. Chapron, C., A. Fauconnier, J.B. Dubuisson, H. Barakat, M. Vieira, and G. Breart. Deep infiltrating endometriosis: Relation between severity of dysmenorrhoea and extent of disease. *Human Reproduction (Oxford, England).* 2003; 18:760-6.
9. Cirkel, U. Medical treatment of symptomatic endometriosis. *Human Reproduction.* 1996; 11 Suppl 3:89-101.
10. Giudice, L.C. Clinical practice. Endometriosis. *The New England Journal of Medicine.* 2010; 362:2389-98.
11. La Marca A, Sunkara SK. Individualization of controlled ovarian stimulation in IVF using ovarian reserve markers: from theory to practice. *Hum Reprod Update* 2014; 20:124 -140.
12. Mendiola, J., Roca, M., Mínguez-Alarcón, L., Mira-Escolano, M.P., López Espín J.J., Barrett, E.S., Swan, S.H., Torres-Cantero, A.M.,. Anogenital distance is related to ovarian folicular number in young Spanish women: a cross-sectional. *Environ.Health* 2012; 8;11: 90.
13. Mira-Escolano M, Mendiola J, Mınguez-Alarco_n L, Melgarejo M, Cutillas-Tolın A, Roca M, Lòpez-Esp_ın J, Noguera-Velasco J, Torres-Cantero A. Longer anogenital distance is associated with higher testosterone levels in women: a cross-sectional study. *BJOG.* 2014; 121:1359–1364.
14. Mira-Escolano MP, Mendiola J, Mínguez-Alarcón L, et ál. Anogenital distance of

women in relation to their mother's gynaecological characteristics before or during pregnancy. *Reprod Biomed Online*. 2014; 28:209-15.
15. Missmer, S.A., S.E. Hankinson, D. Spiegelman, R.L. Barbieri, L.M. Marshall, and D.J. Hunter. Incidence of laparoscopically confirmed endometriosis by demographic, anthropometric, and lifestyle factors. *American Journal of Epidemiology*. 2004;160:784-96.
16. Seli, E., M. Berkkanoglu, and A. Arici. Pathogenesis of endometriosis. *Obstetrics and Gynecology Clinics of North America*. 2003; 30:41-61.
17. Upson K, Sathyanarayana S, Scholes D, Holt VL. Early-life factors and endometriosis risk. *Fertil Steril*. 2015 ;104(4):964-971.

www.ingramcontent.com/pod-product-compliance
Lightning Source LLC
Chambersburg PA
CBHW040916180526
45159CB00010BA/3086